NOTE

SUR LES

GOITRES ESTIVAL ÉPIDÉMIQUE

ET VARIQUEUX,

OBSERVÉS DANS LE DÉPARTEMENT DU PUY-DE-DOME

PAR LE DOCTEUR V. NIVET,

Professeur adjoint à l'École préparatoire de médecine et de pharmacie, Membre titulaire de l'Académie des sciences, belles-lettres et arts de Clermont; ancien interne en médecine et en chirurgie des hôpitaux de Paris, etc.

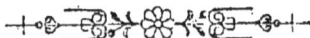

CLERMONT,

IMPRIMERIE DE THIBAUD-LANDRIOT FRÈRES,

Libraires, rue Saint-Genès, 10.

1852.

NOTE

SUR LES

GOITRES ESTIVAL ÉPIDÉMIQUE ET VARIQUEUX,

OBSERVÉS

DANS LE DÉPARTEMENT DU PUY-DE-DOME,

Lue à la séance académique de janvier 1852.

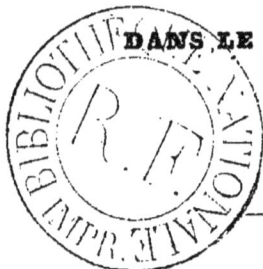

MESSIEURS,

Le remarquable travail de la commission sarde et le savant rapport de notre collègue Aguilhon vous ayant donné des notions complètes sur le goître endémique, je me bornerai, dans la note que je vais vous lire, à fixer votre attention sur deux variétés d'engorgements de la glande thyroïde, dont les auteurs classiques ne se sont point occupés.

Je désignerai la première variété sous le nom de *Goître estival épidémique*.

Il y a vingt-deux ans environ, à l'époque où j'étudiais la pharmacie, des moissonneurs appelèrent mon attention sur la pénible sensation qu'ils ressentaient dans le col après avoir bu, *à la régalade*, de l'eau puisée à une source très-froide. Pendant mon enfance, j'avais moi-même éprouvé des douleurs sourdes dans la région du larynx, lorsque, à la suite de courses fatigantes, j'appliquais ma bouche au tuyau de la fontaine pour me désaltérer. Des imprudences du même genre, répétées plusieurs jours de suite, pendant l'été, avaient été suivies chez l'un de mes camarades, d'un gonflement de la glande thyroïde qui fut attribué à la contagion. Cet enfant fut accusé d'avoir bu dans un verre dont se servait habituellement une femme du voisinage qui portait un goître volumineux. J'aurais probablement oublié ces particularités, qui m'avaient paru d'abord fort extraordinaires, si je n'avais trouvé des faits semblables dans un manuscrit de M. le docteur Lavort qui m'a été remis, il y a 8 ou 10 ans, par M. Henry Lecoq.

Je vais reproduire textuellement les paroles de notre honorable doyen :

« Pendant l'été de 1822, il se manifesta, parmi les élèves du collége de Clermont-Ferrand, un grand nombre de goîtres. Dans l'espace de quelques jours, cinquante de ces élèves se présentèrent au médecin de l'établissement avec des goîtres plus ou moins gros. Ces goîtres étaient un peu douloureux et semblaient avoir le caractère aigu. Le médecin recherchant quelle pouvait être la cause d'une pareille épidémie, se manifestant chez des jeunes gens bien tenus, soumis à un bon régime, logés gaiement dans un établissement très-salubre, pensa que cette épidémie pourrait bien avoir pour cause l'usage qu'avaient contracté ces élèves d'aller boire au robinet d'une fontaine, le cou tendu et la tête fortement portée en arrière, et cela durant les récréations, c'est-à-dire, couverts de sueur et pendant qu'ils se livraient à des jeux et à des exercices plus ou moins violents. Cédant à cette pensée, s'appuyant un peu sur les préventions populaires, ce médecin demanda et obtint du proviseur du collége que le robinet de cette fontaine fût fermé et cessât d'être à la disposition des élèves. Cette mesure, une fois prise, le nombre des goîtreux diminua chaque jour parmi les internes du collége.

» Ces maladies cédèrent facilement aux frictions faites avec la pommade d'hydriodate de potasse, qu'on faisait précéder de l'application de sangsues au pourtour de la tumeur et de cataplasmes émollients. La mesure ayant été maintenue avec une exactitude sévère, et les élèves ayant à leur disposition pour se désaltérer, pendant l'été, de l'eau enfermée dans des cruches, et à laquelle on mêlait une petite quantité de vinaigre, le nombre des goîtres a sensiblement diminué parmi eux (1). »

---

(1) M. Lavort, auquel nous empruntons ce récit, était alors l'un des médecins du collége de Clermont.

Plusieurs de ces élèves n'appartenaient point à la Basse-Auvergne ; ils n'avaient subi l'influence du climat de la Limagne que depuis un petit nombre de mois ou d'années ; la prédisposition aux engorgements du col ne s'était annoncée antérieurement par aucun symptôme, et il avait fallu une cause toute locale, agissant avec énergie, pour déterminer la formation rapide d'un goître.

La composition chimique de l'eau a été évidemment étrangère à la production de la maladie, car le liquide auquel on a attribué, avec raison, l'épidémie, provenait de la fontaine où l'on puisait l'eau qui servait de boisson au moment où l'épidémie a cessé. On sait d'ailleurs que les sources qui alimentent les fontaines de Clermont ne renferment ni sels de magnésie, ni sels de chaux, et qu'elles contiennent seulement des traces d'argile ferrugineuse et de matière organique.

Voici un exemple de goître qui s'est montré dans des conditions analogues : En 1842, une jeune dame, originaire du Bourbonnais, d'une constitution lymphatique, vint habiter, à Clermont, un rez-de-chaussée, dont les croisées s'ouvraient sur une rue étroite et humide. Un an après, c'était au mois de juillet, elle fit à pied une longue promenade dans les vallées de Royat et Fontanat, et elle but, à plusieurs reprises, de l'eau des sources qui marque ⊣- 10° à 11° centigrades. Le soir même, elle ressentit dans le col une douleur sourde qui fut suivie du gonflement rapide de la totalité du corps thyroïde.

Le lendemain, cette glande avait doublé de volume, elle était un peu douloureuse au toucher. Des cataplasmes émollients, des frictions avec la pommade d'iodure de potassium et des pédiluves sinapisés firent disparaître cette affection en moins de quinze jours.

Il m'a paru instructif de rapprocher de l'épidémie du collége le fait observé à Saint-Bonnet, près Chauriat, par MM. Lamotte et de Tarrieu. Le docteur Aguilhon, qui cite cette histoire, à propos de l'influence des eaux calcarifères, s'exprime ainsi : « Dans le canton de Vertaizon, et au sud-ouest du chef-lieu, existe le petit village de Saint-Bonnet, près Chauriat, qui compte 259 habitants, situé au sud-est d'un coteau abrité des vents du nord et d'ouest ; les habitations y sont saines, leur rez-de-chaussée sert ordinairement de cellier ou de cuvage, le premier étage loge la famille.

» Avant 1830, une source d'eau potable, située à peu de distance du village, sur le chemin du Grand-Pérignat, servait seule aux usages des habitants ; cette eau contient une proportion considérable de sels calcaires ; sa température varie. En 1834 ou 1835, des travaux de construction ont fait découvrir, au milieu du village, une nouvelle source, dont la température est constamment la même (+ 12° c.)

et qui se trouve conséquemment trop fraîche en été. Elle est calcarifère également, mais moins que la première. Depuis sa découverte, l'on y a puisé presque exclusivement pour les usages domestiques. Or, d'après le témoignage des habitants, aucune personne du village n'avait eu le goître à l'époque où l'on buvait l'eau de la vieille source, tandis que cette infirmité a atteint un certain nombre d'individus depuis qu'on boit l'eau de la nouvelle. »

Je suis très-porté à attribuer les gonflements du col observés dans la petite commune de Saint-Bonnet à la cause qui a déterminé l'épidémie du collège. Seulement, les choses se sont passées en sens inverse. A Saint-Bonnet, à l'époque où l'on s'approvisionnait loin du village, l'eau réchauffée par un séjour plus ou moins prolongé dans les habitations, ne produisait pas le goître. Il en a été autrement lorsque les cultivateurs ont pu se désaltérer directement à la fontaine placée sous leur main. Au collège, l'eau froide de la cour des récréations donnait le goître; la même eau, conservée dans des vases convenables, ne déterminait plus les mêmes effets.

M. Fleury père a signalé, dans son discours prononcé en 1833, à l'école secondaire de médecine, l'apparition fréquente des engorgements du corps thyroïde chez les jeunes filles étrangères qui viennent faire leur éducation dans les pensions et les couvents du chef-lieu du département.

Enfin, en 1844, le docteur Villaret écrivait au ministre de la guerre que plusieurs cavaliers du 7ᵉ régiment de dragons, casernés à Clermont depuis un an, avaient été atteints de goître pendant l'été. Sept à huit étaient en traitement à l'époque où ce chirurgien me remit une copie de son rapport trimestriel. La pommade d'iodure de potassium fit disparaître promptement ces maladies.

Pendant plusieurs années, je n'ai pu me procurer aucun renseignement précis sur la santé des militaires de notre garnison; mais, en 1851, mes relations avec le docteur Menuau, chirurgien fort distingué du 18ᵉ de ligne, m'ont permis d'étudier de nouveau les causes et les caractères du goître estival épidémique.

Voici le résumé des observations qu'il a bien voulu me communiquer :

Pendant l'été dernier, à la suite de promenades dans la campagne ou à la cible, de manœuvres sur la place d'armes ou d'exercices au gymnase, 54 soldats du 18ᵉ régiment de ligne qui n'avaient souvent d'autres liquides à boire que de l'eau froide quand ils étaient en sueur, ont été atteints de goître.

Parmi ces militaires, 44 se sont présentés régulièrement à la visite ; ce sont les seuls dont je m'occuperai. Je n'insisterai pas sur les trois cas isolés; inscrits dans le tableau d'avril, ils ne font pas partie de l'épidémie.

Il n'en est pas de même des malades atteints

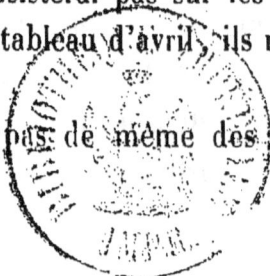

pendant les mois de juillet, août, septembre et octobre. Ils sont assez nombreux pour mériter une mention spéciale. Trois d'entre eux ont été affectés de goître à la fin du mois de juillet ; vingt-deux en août ; onze en septembre et cinq dans les premiers jours d'octobre. Sur ce nombre, deux seulement avaient éprouvé antérieurement une affection semblable : Ils appartiennent aux départements du Puy-de-Dôme et des Vosges ; 7 avaient passé leur enfance dans des contrées où le goître est assez commun ; 8 dans des localités où il est rare ; 18 dans des endroits où on ne l'observe presque jamais (1).

Ces derniers ont évidemment contracté, dans la Limagne d'Auvergne, les premiers germes des lésions morbides qu'ils présentent. Une circonstance toute particulière vient à l'appui de cette assertion.

Les règlements obligent les militaires à porter des tuniques dont le collet est si étroit, que le moindre engorgement de la glande thyroïde les met dans l'im-

---

(1) Voici la liste des départements où sont nés les goîtreux observés par M. Menuau :

Les sept premiers viennent du Haut-Rhin, du Bas-Rhin, de la Haute-Saône, de la Meurthe, de Saône-et-Loire et de l'Aisne ; les huit suivants : de la Seine-Inférieure, des Ardennes, du Var, des Côtes-du-Nord ; les dix-huit derniers : de la Vienne, de la Moselle, du Morbihan et de l'Indre-et-Loire.

Voyez, comme point de comparaison, les *comptes-rendus* au roi sur le recrutement de l'armée, années 1857. 58, 59 et 40.

possibilité d'agrafer le crochet placé au bas du cou. Le gonflement du corps thyroïde doit, d'après cela, attirer l'attention des soldats aussitôt qu'il débute. C'est précisément ce qui est arrivé à plusieurs hommes de la garnison, chez lesquels le goître était tout-à-fait indolent.

Cette étroitesse du collet de la tunique, qui a facilité le diagnostic, ne paraît pas avoir joué un rôle important dans la production de l'épidémie. Les collégiens n'avaient pas le col serré, et cependant ils ont été exposés aux mêmes accidents que les militaires.

Avant son arrivée en Auvergne, le 18e de ligne avait habité Paris pendant trois ans. Mais ce séjour prolongé n'avait donné lieu à aucun gonflement des glandes du col.

Au moment où l'épidémie s'est montrée, les compagnies d'infanterie, parmi lesquelles on a trouvé des goîtreux, habitaient, dans la commune de Clermont-Ferrand, les casernes dont je vais indiquer brièvement la position :

1°. La caserne du Séminaire est celle qui renferme le plus grand nombre d'hommes ; elle est placée sur les pentes orientales du monticule de Clermont, dans une position très-saine, entre le boulevard et les jardins du séminaire ;

2°. La caserne de la Chasse est du côté de l'occident, à une petite distance du ruisseau de Tiretaine, entre la grande route et des jardins humides ;

3°. La caserne de Montferrand est dans la partie

élevée de la ville du côté du couchant. L'une de ses façades donne sur une petite place, l'autre sur une rue étroite et mal aérée.

Le casernement n'a paru exercer aucune action sur le chiffre des malades.

La compagnie *hors rang* comprend les armuriers, tailleurs et cordonniers; elle n'est soumise à aucun exercice ou promenade, et quoique la constitution des individus qui la composent soit généralement affaiblie par une vie trop sédentaire, elle a offert un nombre très-restreint de goîtreux, tandis que les compagnies, assujéties à un service actif et parmi lesquelles nous avons placé les clairons, ont offert un grand nombre d'engorgements du col.

Ainsi on compte environ 9 goîtreux sur 140 fantassins, et 2 goîtreux sur 140 ouvriers.

Un autre fait vient encore démontrer l'influence des exercices sur l'apparition des engorgements du col. Les fantassins, qui font des promenades fatigantes, ont fourni 54 goîtreux sur une population de 780 soldats; les artilleurs, dont les manœuvres sont très-pénibles, ont offert 7 à 8 goîtreux sur 110 hommes; les 388 cavaliers de notre garnison, qui font leurs exercices à cheval, n'ont présenté aucun cas de goître, quoiqu'ils habitent une caserne moins saine que celle du Séminaire.

Le tempérament sanguin est celui qui domine; le lymphatico-sanguin vient ensuite; les tempéraments lymphatique, nerveux, lymphatico-nerveux et nervoso-sanguin doivent être placés sur la même ligne. Nous ferons remarquer, en passant, que la durée du traitement n'a pas été sensiblement modifiée par la constitution des soldats.

La maladie est venue rapidement et sa durée a été courte. Dans un seul cas la maladie a été accompagnée de douleurs vives ; cinq soldats ont accusé des souffrances médiocres, qui augmentaient par la pression ; quatre ont assuré que le gonflement de la glande thyroïde était indolent, et ils ne se seraient probablement pas aperçus de son existence, si ce gonflement ne les avait pas empêchés d'agrafer le crochet de leur tunique. Le volume de la glande thyroïde était notablement augmenté, mais il a rarement atteint celui qu'on observe chez les personnes affectées de goître endémique héréditaire.

Tantôt l'engorgement occupait l'un des lobes seulement, tantôt il occupait les trois lobes à la fois.

La maladie a généralement guéri avec une grande rapidité. Le maximum de la durée du traitement a été de vingt-sept jours, le minimum de trois, la durée moyenne de sept à huit jours.

La solution de carbonate de soude (1) prise à l'in-

---

(1) La solution aqueuse d'iodure de potassium, donnée à l'intérieur, fait disparaître le goître bien plus promptement que les solutions alcalines, mais elle est dangereuse chez les tuberculeux.

térieur, et les frictions avec la pommade d'iodure de potassium ont fait promptement cesser les goîtres des militaires sur lesquels je viens d'appeler votre attention.

Après avoir interrogé les malades avec soin, après avoir étudié les circonstances au milieu desquelles cette épidémie s'est développée, on est arrivé à une conclusion semblable à celle qui est contenue dans le mémoire de M. Lavort.

Cependant, le refroidissement qui a suivi, dans beaucoup de cas, l'enlèvement du col-cravate a pu contribuer aussi à la production des engorgements du col.

CONCLUSIONS.

Il me semble que les faits exposés dans ce travail suffisent pour justifier les conclusions suivantes :

Le goître peut régner d'une manière épidémique pendant l'été ou l'automne ;

Il peut se développer rapidement sous l'influence de causes agissant d'une manière toute locale chez des individus qui n'avaient offert antérieurement aucun symptôme de cette maladie ;

Ce genre de goître guérit promptement quand on le traite, à son début, à l'aide de topiques émollients, de préparations d'iodure de potassium et de solutions aqueuses de carbonate de soude ;

L'action de boire de l'eau très-froide ou d'exposer le col à l'action d'un air dont la température est très-basse, pendant que le corps est en sueur, peut déterminer le goître.

L'eau agit par sa température, qui est relativement trop froide pendant les saisons chaudes, et non par les sels qu'elle contient.

Si maintenant on raisonne par analogie, on est autorisé à penser que les causes du goître estival, en portant leur action sur des individus déjà affectés d'un goître endémique ou héréditaire, peuvent aggraver ce dernier; que ces mêmes causes, en occasionnant plusieurs années de suite des goîtres accidentels chez des individus qui habitent des vallées humides, doivent, si on néglige de détruire leurs effets, déterminer des goîtres chroniques, qui offrent les symptômes apparents des goîtres endémiques, dont ils diffèrent en ce qu'ils sont plus prompts à guérir, parce qu'ils ne sont point entretenus par une altération aussi profonde de la constitution.

La deuxième variété me paraît mériter le nom de *goître variqueux*.

Cette affection consiste dans une tuméfaction légère du corps thyroïde, qui est compliquée d'une dilatation très-prononcée des veines thyroïdiennes inférieures ou supérieures.

J'ai observé trois cas de ce genre. Voici dans quelles circonstances : deux des personnes atteintes habitaient Clermont-Ferrand, la troisième demeurait à Montferrand au moment où sa maladie a commencé. Ces trois personnes habitaient, par conséquent, des localités où le goître s'observe assez fréquemment.

Chez deux de nos clientes, la glande thyroïde a augmenté un peu de volume pendant la grossesse ; mais c'est surtout à l'époque des efforts de l'accouchement que les veines thyroïdiennes, peu apparentes jusque-là, se sont beaucoup dilatées.

Chez la troisième, la gestation n'a déterminé aucun changement, et les efforts nécessaires pour expulser le fœtus ont seuls occasionné le mal.

Les symptômes observés ont été les mêmes chez les trois malades, aussitôt que la dilatation a été opérée.

Voici ce que l'observation a permis de constater : dans l'état de calme et de repos, la tumeur est très-peu apparente ; pendant les accès de colère et les efforts violents, la glande thyroïde se gonfle, l'on remarque autour d'elle des cordons bleuâtres et tendus qui disparaissent lorsque la cause qui a déterminé la congestion sanguine a cessé d'agir. Ces cordons sont la continuation évidente des veines thyroïdiennes.

Cette variété, envisagée au point de vue du pronostic, est plus grave que la précédente. Il est bien difficile, pour ne pas dire impossible, d'en obtenir la guérison complète.

La saignée quand il y a pléthore, une cravate placée autour du col pendant l'accouchement, tels sont
les moyens préventifs applicables. Plus tard, on traite
la maladie comme le goître ordinaire.

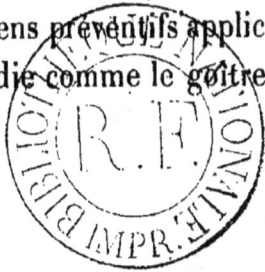

www.ingramcontent.com/pod-product-compliance
Lightning Source LLC
Chambersburg PA
CBHW070811220326
41520CB00054B/6535